BEI GRIN MACHT SICH IHR WISSEN BEZAHLT

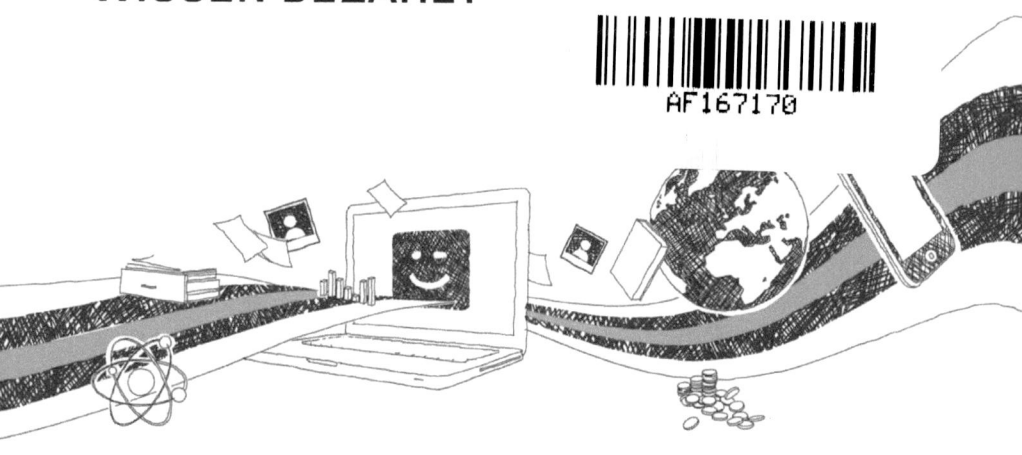

- Wir veröffentlichen Ihre Hausarbeit,
  Bachelor- und Masterarbeit

- Ihr eigenes eBook und Buch -
  weltweit in allen wichtigen Shops

- Verdienen Sie an jedem Verkauf

Jetzt bei www.GRIN.com hochladen
und kostenlos publizieren

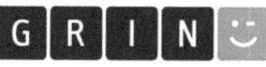

Bibliografische Information der Deutschen Nationalbibliothek:

Die Deutsche Bibliothek verzeichnet diese Publikation in der Deutschen National-bibliografie; detaillierte bibliografische Daten sind im Internet über http://dnb.d-nb.de/ abrufbar.

Impressum:

Copyright © 2018 GRIN Verlag
Druck und Bindung: Books on Demand GmbH, Norderstedt Germany
ISBN: 9783346088369

Dieses Buch bei GRIN:

https://www.grin.com/document/510768

Julia Kersten

Gesundheitszustand und Versorgungsbarrieren von schwangeren Flüchtlingen ohne rechtlichen Aufenthaltsstatus in Deutschland

GRIN Verlag

GRIN - Your knowledge has value

Der GRIN Verlag publiziert seit 1998 wissenschaftliche Arbeiten von Studenten, Hochschullehrern und anderen Akademikern als eBook und gedrucktes Buch. Die Verlagswebsite www.grin.com ist die ideale Plattform zur Veröffentlichung von Hausarbeiten, Abschlussarbeiten, wissenschaftlichen Aufsätzen, Dissertationen und Fachbüchern.

Besuchen Sie uns im Internet:

http://www.grin.com/

http://www.facebook.com/grincom

http://www.twitter.com/grin_com

Charité – Universitätsmedizin Berlin

CC1 – Human und Gesundheitswissenschaften

Bachelorstudiengang Gesundheitswissenschaften

Leistungsnachweis

Modul B08 Methoden wissenschaftlichen Arbeitens

Projektarbeit zum Thema:

Gesundheitszustand und Versorgungsbarrieren von schwangeren Flüchtlingen ohne rechtlichen Aufenthaltsstatus in Deutschland

- Gesundheitspolitische Lösungsansätze -

2. Fachsemester

Sommersemester 2018

vorgelegt von

Name, Vorname: Kersten, Julia

Abstract

Hintergrund. Schwangere Frauen, die sich in einer Fluchtsituation befinden sind besonders durch hohe Vulnerabilität und einem erhöhten Vorsorge- und Versorgungsbedarf ausgezeichnet. Trotz des hohen Interventionsbedarfs ist ihre gesundheitliche Versorgung in Deutschland rechtlich nicht einheitlich und eindeutig geregelt. Unterversorgungen und Versorgungsablehnungen sind die Folge.

Fragestellung. Ziel der Arbeit ist es dem/der Leser*in einen Überblick über die Rechtslage sowie den Gesundheitszustand und die Versorgungssituation von schwangeren Flüchtlingen ohne rechtlichen Aufenthaltsstatus zu geben und über aktuelle gesundheitspolitische Lösungsansätze zu informieren.

Methoden. Es erfolgte eine systematische Literaturrecherche in PubMed nach kontrollierten Studien in einem Zeitraum der Veröffentlichung zwischen 2008 und 2018. 2 randomisierte Studien im Setting Krankenhaus, 2 Metaanalysen und ein Journal-Beitrag wurden in die vorliegende Arbeit eingeschlossen. Ein Dokument aus der freien Ergebnissuche im Google- Suchfeld wurde zur Beschreibung von gesundheitspolitischen Lösungsstrategien in Deutschland verwendet. Hierbei handelt es sich um das „Arbeitspapier der Bundesarbeitsgruppe Gesundheit/Illegalität".

Ergebnisse. Aufgrund der unzureichenden Studienlage und der Anonymität von geflüchteten und sich illegal aufhaltenden Schwangeren ist es schwierig explizite Aussagen über deren Gesundheitszustand zu treffen. Dennoch zeigten die vorliegenden Studienergebnisse ein signifikant erhöhtes Risiko an ungewollten Schwangerschaften, eine verspätete oder keine Inanspruchnahme von Schwangerschaftsvorsorgeuntersuchungen und eine erhöhte Gefahr von Komplikationen während der Schwangerschaft, Geburt und im Wochenbett.

Diskussion. Die uneinheitliche Regelung der Versorgung auf kommunaler Ebene und die „schwammige" Gesetzeslage führten in der Vergangenheit zur Entstehung vieler Parallelstrukturen in denen Menschen ohne Krankenversicherung anonym und kostenlos auf ehrenamtlicher Basis und mit stark eingeschränkter Kapazität versorgt und beraten werden. Insbesondere für geflüchtete und gegebenenfalls traumatisierte Schwangere besteht jedoch ein stark erhöhter Handlungsbedarf. Ein uneingeschränkter Einschluss in das reguläre Gesundheitssystem wäre unabdingbar um die Gesundheit von Mutter und Kind zu schützen.

Schlüsselwörter. schwangere Flüchtlinge · Migration · Illegalität · Gesundheitszustand · Versorgungsbarrieren ·

Inhaltsverzeichnis

Abkürzungsverzeichnis

AK .... *Anonymer Krankenschein*
AsylbLG ....*Asylbewerberleistungsgesetz*
AsylG.. *Asylgesetz*
AufenthG .... *Aufenthaltsgesetz*
BAMF ....*Bundesamt für Migration und Flüchtlinge*
GG.. *Grundgesetz*
HBV ....*Hepatitis B Virus*
PPD .... *Postpartale Depression*
S.o.r.A. .... *Schwangere ohne rechtlichen Aufenthatsstatus*
WHO ....*Weltgesundheitsorganisation*

3

1. Hinführung zur Thematik

Kriegszustände und Naturkatastrophen zwingen Menschen dazu ihre Heimat zu verlassen um Schutz in einem ihnen noch unbekannten Land zu suchen. Im Jahr 2016 waren weltweit 65,5 Millionen Menschen auf der Flucht (UNO-Flüchtlingshilfe 2018). Unter den Geflüchteten sind auch viele Frauen. Insbesondere Schwangere stellen eine besonders vulnerable Gruppe dar und sind aufgrund der, mit der Fluchtsituation einhergehenden Belastungen besonders gefährdet. In Deutschland regelt das Asylgesetz (AsylG) wer zum Schutz bleiben darf. Im Grundgesetz ist es im Artikel 16a GG verankert (Schmieg 2017: 26) und basiert auf dem am 22.04.1954 in Kraft getretenen „Abkommen über die Rechtsstellung der Flüchtlinge". Diese, üblicherweise als Genfer Konvention bezeichnete, internationale Übereinkunft wurde nach ihrer Anpassung im Jahr 1967 von insgesamt 147 Staaten der vereinten Nationen unterzeichnet und definiert im Artikel 1 Absatz 2 den Begriff „Flüchtling" als eine Person,

[„die infolge von Ereignissen, (...) aus der begründeten Furcht vor Verfolgung wegen ihrer Rasse, Religion, Nationalität, Zugehörigkeit zu einer bestimmten sozialen Gruppe oder wegen ihrer politischen Überzeugung sich außerhalb des Landes befindet, dessen Staatsangehörigkeit sie besitzt, und den Schutz dieses Landes nicht in Anspruch nehmen kann oder wegen dieser Befürchtungen nicht in Anspruch nehmen will; ...] (UNO-Flüchtlingshilfe 2015).

Ausgenommen von dieser Definition sind demnach Menschen, die aufgrund anderer Ursachen, wie zum Beispiel Naturkatastrophen oder Hunger aus ihrem Land fliehen. Eine Entscheidung über die Gewährung von Asyl trifft das Bundesamt für Migration und Flüchtlinge (BAMF) nach individueller Prüfung der Einzelanträge (Schmieg 2017: 31). 2016 erreichte die Anzahl der Asylbewerber mit insgesamt 695.733 Anträgen ein Rekordhoch. Von ihnen erhielten 173.846 (25%) Bewerber eine Ablehnung. Diese Menschen waren aufgefordert das Land zu verlassen und wurden auch nicht durch die, im § 60 Absatz 5 oder 7 des Aufenthaltsgesetzes (AufenthG) festgesetzten Abschiebehindernisse geschützt. Im Zeitraum Januar bis März 2018 beantragten 7.163 Frauen im Alter von 16 bis 40 Jahren Asyl. Die Zahl der Ablehnungen ist hier noch unbekannt (BAMF 2018: 10). Eine Erfassung der Anzahl der Menschen, die nach einer Ablehnung tatsächlich ausgereist sind und wie viele von ihnen in der aufenthaltsrechtlichen Illegalität verblieben sind, ist in der Literatur nicht ersichtlich. Ebenso die Subgruppe Schwangere kann mit Hilfe einer Datenerhebung nicht erfasst werden. Hinzu kommen Flüchtlinge, die sich aufgrund anderer (nicht in der Genfer Flüchtlingskonvention definierter) Ursachen in Deutschland aufhalten und daher keinen legalen Aufenthaltsstatus erlangen können. Schätzungen für das Jahr 2014 über die Anzahl von illegalen Migranten im Allgemeinen belaufen sich zwischen 180.000 und 520.000 (Vogel 2015: 2).

1.1. Rechtliche Regelung der Gesundheitsversorgung

Hinsichtlich der Gesundheits- und Krankenversorgung fallen Menschen ohne rechtlichen Aufenthaltsstatus unter das Asylbewerberleistungsgesetz (AsylbLG § 4 und § 6) und können bei einem akuten Notfall- oder Schmerzzustand behandelt werden. Die Abrechnung der Behandlungskosten erfolget nach Bedürftigkeitsprüfung und unter Angabe von personenbezogenen Daten über das Sozialamt. Da hier jedoch die ärztliche Schweigepflicht gilt, ist eine praktische Umsetzung der Kostenübernahme oft problematisch (Bundesärztekammer 2013). Für Schwangere und Wöchnerinnen, die sich illegal in Deutschland aufhalten, besteht laut § 60 a AufenthG ein Abschiebehindernis. Ihre gesundheitliche Versorgung ist explizit im § 4 II AsylbLG geregelt und umfasst, ähnlich der „einheimischen Bevölkerung", den vollen Umfang der Leistungsgewährung. Die Kostenübernahme wird bezüglich ihrer Verfahrenswege in den einzelnen Bundesländern unterschiedlich gehandhabt. Die Zuständigkeit und Steuerung der Verfahren obliegt dabei den Gemeinden (Ernst et al. 2017: 43). Üblicherweise wird auf Antrag ein Krankenschein für die Inanspruchnahme von Leistungen vom zuständigen Sozialamt ausgehändigt (Bundesarbeitsgruppe Gesundheit/Illegalität 2017: 4). Dies macht deutlich, dass trotz der rechtlichen Absicherung auf Bundesebene die Gesundheitsversorgung von S.o.r.A. „de jure" zwar geregelt, jedoch „de facto" nur schwer umsetzbar ist. Leistungserbringer können die Kosten in den meisten Fällen nicht abrechnen und geflüchtete Frauen können diese nicht erbringen.

1.2. Gesundheitswissenschaftliche Relevanz

Die Weltgesundheitsorganisation (WHO) führte im Jahr 1986 erstmals eine weltweite Konferenz zur Gesundheitsförderung im kanadischen Ottawa durch. Hauptmerkmal der daraufhin festgelegten „Ottawa Charta" war und ist es „Gesundheit für alle" Menschen einer Bevölkerung zu ermöglichen und somit Chancengleichheit zu gewährleisten. Dies gelingt nur durch Zusammenarbeit aller Akteure im Gesundheitswesen, Umstrukturierung der Gesundheitssysteme und eine an die Anforderungen angepasste Gesundheitspolitik (WHO 1986). Der "Kooperationsverbund für gesundheitliche Chancengleichheit" hat für die Umsetzung einer qualitativen und sozialbezogenen Gesundheitsförderung zwölf „Good Practice Kriterien" festgelegt. Erwähnenswert ist hier der „Setting-Ansatz". Im Sinne der Ottawa Charta betrachtet der „Setting-Ansatz" auf Verhaltens- und Verhältnisebene die Lebenswelten der Menschen. Dazu zählen unter anderen das Wohnumfeld, die Familie oder der Arbeitsplatz. Gesundheitsförderung zielt darauf ab defizitäre Bedingungen der individuellen Settings zu identifizieren und präventiv tätig zu werden. Weitere „Good Practice Kriterien", wie zum Beispiel „Empowerment" und „Partizipation" können dabei helfen Menschen dazu zu befähigen und zu ermuntern an gesundheitsfördernden Maßnahmen teilzunehmen (Kooperationsverbund für gesundheitliche Chancengleichheit 2017). Bezüglich der genannten Kriterien bleibt jedoch offen in wieweit Schwangere und auch Wöchnerinnen ohne legalen Aufenthaltsstatus und ohne reguläre Krankenversicherung erreicht werden können. Hinzu kommen unter anderen sprachliche und kulturelle Barrieren. Die Gesundheitlichen Belastungen, die sich aus der Fluchtsituation sowie den ungeklärten Aufenthaltsstatus ergeben werden durch Abschiebeängste, existenzielle Sorgen und traumatische Erfahrungen der Frauen zusätzlich verstärkt (Ernst et al. 2017: 44). Allgemein verständlich ist jedoch, dass gerade während dieser Zeit der Beratungs-, Vorsorge-, und Versorgungsbedarf enorm hoch ist. In Notsituationen sollte schnellstmöglich gehandelt werden um das Leben von Mutter und Kind zu schützen und Folgeerkrankungen zu verhindern. Aus einem Bericht der Bundesarbeitsgruppe Gesundheit/Illegalität geht allerdings hervor, dass Gesundheitspersonal „Menschen ohne Papiere" aus Unwissenheit und Kostengründen unzureichend behandelte oder sogar die Versorgung verweigerte (Bundesarbeitsgruppe Gesundheit/Illegalität 2017: 3). Gesundheitspolitische Bedeutung erhält die vorliegende Arbeit dadurch, dass der Zugang und die Übernahme der Behandlungskosten bundesweit nicht einheitlich geregelt sind. Besonders in „Problemregionen", in denen viele Flüchtlinge leben kommt es zu wirtschaftlichen Belastungen der versorgenden Einrichtungen. Dies kann enorme gesundheitsgefährdende Auswirkungen für die Betroffenen haben. Eine systematische Literaturrecherche und die anschließende Studienauswertung beschreibt den Gesundheitszustand dieser Frauen. Ansätze zur Lösung des Gesundheitsproblems seitens der Politik werden im Anschluss aufgezeigt.

2. Methodik

Die Literaturrecherche erfolgte zunächst als freie Suche über das Google- Suchfeld. Ziel war es mit dem Themenfeld *01 Gesundheit von Migranten aus Konflikt- und Krisengebieten* vertraut zu werden und erste Einblicke zu erhalten, um das zu bearbeitende Thema einzugrenzen und eine konkrete Fragestellung zu generieren. Diese sollte sich mit dem Thema: Migration und Gesundheit in der Illegalität befassen. Suchbegriffe waren demzufolge Migration, Gesundheit, Gesundheitsversorgung und Illegalität. Einschlägige Ergebnisse über relevante Autoren und weitere Quellen ergab die Web-Adresse: https://medibuero.de. Medibüros in Deutschland dienen als Informationsplattform zum genannten Themenbereich. Sie bieten Beratung an und vermitteln Menschen ohne rechtlichen Aufenthaltsstatus und ohne Krankenversicherung kostenlos und anonym an Hilfeerbringer und Hilfsorganisationen. Die weitere Literaturrecherche erfolgte nach dem Schneeballsystem. Interessante und für die Arbeit relevante Autoren und Quellen wurden aus den Literaturverzeichnissen der vorzufindenden Literatur notiert. Gedownloadet wurden insgesamt 14 Quellen aus der freien Suche im Google- Suchfeld und im Suchfeld von Google Scholar. Alle wurden kursorisch gelesen und nach Relevanz für das Thema ausgewählt. Acht der gedownloadeten Quellen und eine, ausschließlich online verfügbare Quelle (uno-flüchtlingshilfe), wurden so in die vorliegende Arbeit einbezogen. Unter diesen befand sich auch das „Arbeitspapier der Bundesarbeitsgruppe für Gesundheit/Illegalität", die als eine der „Hauptquellen" genutzt wurde. Die Zeitschrift des Kooperationsverbundes für gesundheitliche Chancengleichheit war bereits aus früheren Recherchen vorrätig. Nachdem die genaue Fragestellung: *„Gesundheitszustand und Versorgungsbarrieren von schwangeren Flüchtlingen ohne rechtlichen Aufenthaltsstatus in Deutschland"* generiert werden konnte, erfolgte eine spezifische Studiensuche über die medizinische Datenbank PubMed. Dazu wurde mit Hilfe der „keywords" „undocumented pregnant" nach Ergebnissen gesucht. Einschlusskriterien waren:

- Illegale Migration Schwangerer
- Untersuchungen zum Gesundheitszustand und zur Inanspruchnahme von Gesundheitsleistungen von Schwangeren ohne Krankenversicherung und ohne legalen Aufenthaltsstatus
- Primärstudien und systematische Metaanalysen
- Veröffentlicht im Zeitraum 2008 bis 2018
- Verfasst in englischer und deutscher Sprache
- Vorrangig Europäische Studien, aber auch amerikanische Studien

Ausschlusskriterien waren:

- Es lag keine Schwangerschaft vor
- Schwangere mit legem Aufenthaltsstatus und Krankenversicherung
- Untersuchungen und Interventionen liefern keine Aussagen zum Gesundheitszustand
- Veröffentlichungen vor 2008
- Keine europäische oder amerikanische Studie
- Beiträge waren nicht in deutscher oder englischer Sprache verfasst
- Beiträge hatten keinen europäischen oder amerikanischen Ursprung

Die Suche ergab insgesamt 38 Treffer. Alle Abstracts wurden zunächst kursorisch gelesen. Es erfolgte eine engere Auswahl von neun Studien und Beiträgen sowie die Anfertigung von sechs Exzerpten. Für die vorliegende Arbeit wurden vier Studien und ein Journal-Beitrag verwendet. Insgesamt wurden 15 Quellen aus allen Suchergebnissen verwendet.

3. Gesundheitliche Situation von Schwangeren ohne rechtlichen Aufenthaltsstatus

Um den Gesundheitszustand von S.o.r.A. in Deutschland explizit beschreiben zu können, fehlt es insgesamt an wissenschaftlichen Daten (Ernst et al. 2017: 43). Ebenso schwierig ist es Aussagen über den Zusammenhang zwischen Nutzen und Ausgang von Maßnahmen der Gesundheitsversorgung zu treffen, da auch diese nicht ausreichend erforscht sind (de Jong et al. 2017: 990). In dieser Arbeit wird daher auf die internationale Literatur zurückgegriffen. Systematische Literaturstudien zu diesem Themenbereich führten bereits de Jong et al. (EU weite Studienauswertung von 2007 bis 2017) und Munro et al. (internationale Studienauswertung von 1967 bis 2010) durch. Inhaltlich kam es dabei zu Überschneidungen. Ernst et al. gehen in ihrem deutschen Forschungsbericht auf gewaltbetroffene und traumatisierte Frauen mit Flüchtlingshintergrund ein. Schwangere, die sich illegal in einem „westlichen" Land aufhalten tendieren dazu jung und unverheiratet zu sein. Sie arbeiten meistens in privaten Haushalten auf niedrigsten Lohnniveau (Munro et al. 2012: 282). Medizinische Einrichtungen werden oft erst in einer ad hoc- Situation aufgesucht. Die Gründe dafür sind nicht nur auf die vorhandene Illegalität und die Angst vor einer Abschiebung zurückzuführen. Sprachbarrieren, mangelnde Gesundheitskompetenz (Health Literacy), kulturelle Unterschiede, Traumatisierungen und psychische Folgeerkrankungen als Ursache von Gewalterfahrungen (Ernst et al. 2017: 43) und die Sorge um zu hohe Behandlungskosten können ebenfalls Gründe dafür sein (de Jong et al. 2017: 990).

3.1. Inanspruchnahme von Schwangerschaftsvorsorgeuntersuchungen

Vorsorgeuntersuchungen im Rahmen der Schwangerschaft werden von Frauen ohne legalen Aufenthaltsstatus nur unregelmäßig, spät oder nicht wahrgenommen. Eine niederländische Studie fand heraus, dass sich diese Frauen im Durschnitt fünf Wochen später als die Vergleichsgruppe (legal immigrierte Frauen) zum ersten Mal fachärztlich untersuchen ließen (de Jong et al. 2017: 991). Das Risiko einer verspäteten Inanspruchnahme war in der Schweiz elfmal höher. Erstuntersuchungen fanden dort in der Regel erst nach dem ersten Trimester statt (Wolff et al. 2008: 5). In Dänemark wurden signifikante Unterschiede bezüglich routinemäßiger Screening-Untersuchungen für HIV, Hepatitis B Virus (HBV) und Syphilis festgellt. Während sich mehr als 99% der Kontrollgruppen testen ließen, waren es bei den illegal eingewanderten Frauen zwischen 43% und 60% (Wendland et al. 2016: 7). Ungefähr die Hälfte der von de Jong et al. ausgewerteten qualitativen Studien wiesen ebenfalls auf ein erhöhtes Risiko von HBV, Anämie und Bluthochdruck hin. Mehrere quantitative Studien zeigten ein dreimal höheres Auftreten von sexuell übertragbaren Krankheiten (de Jong et al. 2017: 992).

3.2. Ungewollte Schwangerschaft und Abtreibung

Unter den Teilnehmerinnen einer Studie aus der Schweiz kam es bei 83% zu einer ungewollten Schwangerschaft. 62% dieser Frauen wussten auch nichts von der Existenz einer Abbruchpille. Der größte Anteil (79%) der Schwangeren traf keine oder unzureichende Maßnahmen zur Schwangerschaftsverhütung (Wolff et al. 2008: 2-4). Medizinisch kontrollierte Abtreibungen von S.o.r.A. werden in den vorliegenden Studien nicht beschrieben. Bei Frauen, die sich nicht mit der späteren Mutterrolle identifizieren können besteht die Gefahr eines „indirekten" Schwangerschaftsabbruchs. Dieser kann zum Beispiel durch starke körperliche Anstrengung oder das Einführen nicht steriler Instrumente ausgelöst werden. Infektionserkrankungen, Unfruchtbarkeit und hohe Verletzungsgefahr des Ungeborenen können die Folge sein. Die WHO beschreibt diese Art der unsichereren Abbruchmethoden als weltweit dritthäufigste Ursache von Müttersterblichkeit. Besonders prädestiniert eine dieser „indirekten" Abtreibungsmethoden zu wählen sind Frauen, die aufgrund von Vergewaltigung schwanger geworden und stark traumatisiert sind (Ernst et al. 2017: 45).

3.3. Geburt

Studien aus Deutschland und der Schweiz zeigten, dass S.o.r.A. aus Angst vor einer Abschiebung auch nach Einsetzen der Wehentätigkeit mit dem Aufsuchen eines Krankenhauses zögerten. Dieser Tatsache fügte eine maltesische Studie ein statistisch höheres Risiko von Notkaiserschnitten hinzu. In den Niederlanden nahmen Frauen signifikant weniger schmerzsenkende Medikamente unter den Wehen in Anspruch (de Jong et al. 2017: 992 f.). Bei Frauen, die durch extreme Gewalterfahrungen traumatisiert sind, besteht die Gefahr eines „Flashbacks" in der Geburtssituation. Das Körpergedächtnis der werdenden Mutter wird aktiviert und die Gewalterfahrung im schlimmsten Fall noch einmal durchlebt (Ernst et al. 2017: 46). Insgesamt wurde beobachtet, dass S.o.r.A. und ihre Neugeborenen wesentlich häufiger unter Geburtskomplikationen leiden als die Vergleichsgruppen. Sowohl die Rate an Frühgeburten, als auch die Morbidität und Mortalität und die Wahrscheinlichkeit der Aufnahme der Säuglinge auf eine neonatologische Intensivstation sind signifikant erhöht (Munro et al. 2012: 288). Dies bestätigte auch die Metaanalyse von de Jong et al.

3.4. Wochenbett

Wie genau die gesundheitliche Lage und die Versorgungssituation von geflüchteten Frauen im Wochenbett ist, kann aus den vorliegenden Studien nicht entnommen werden. Internationale Studien weisen aber darauf hin, dass die Wahrscheinlichkeit des Auftretens einer Postpartalen Depression (PPD) bei traumatisierten Frauen um ein Vielfaches erhöht. Die Symptome einer PPD ähneln denen einer Depression. Wichtige Leitsymptome sind unter anderem Interessenverlust, Schlafstörungen, Unruhe, Verlangsamung und Antriebslosigkeit. Ungeeignete Wohnsituationen wie zum Beispiel die Unterbringung in Sammelunterkünften können eine PPD verstärken. Mütter sind dann nicht mehr in der Lage sich mit ihrem Neugeborenen zurückzuziehen. Dies kann enorme Auswirkungen auf die Entwicklung des Kindes haben. Verhaltensstörungen, emotionale und kognitive Entwicklungsstörungen können die Folge einer defizitären Feinfühligkeit der Mutter und einem gestörten Bindungsverhältnis zwischen Mutter und Kind sein (Ernst et al. 2017: 46).

4. Aktuelle Versorgungssituation und gesundheitspolitische Lösungsansätze in Deutschland

Laut § 87 AufenthG ist das Sozialamt verpflichtet Informationen über eine sich illegal aufhaltende Person an die Ausländerbehörde weiterzuleiten. Diese veranlasst darauf hin dessen Abschiebung. Ausnahme der Übermittlungspflicht ist der „medizinische Eilfall". Wie dieser genau geregelt wird entscheiden die einzelnen Kommunen der Bundesländer sehr individuell. (Bundesarbeitsgruppe Gesundheit/ Illegalität 2017: 4 f.). Ob und inwiefern Schwangere von der Übermittlungspflicht betroffen oder ausgeschlossen sind, ist im § 87 AufenthG nicht ersichtlich. Es ist anzunehmen, dass S.o.r.A. zur allgemeinen Personengruppe der, sich illegal in Deutschland Aufhaltenden gezählt werden. In der Vergangenheit ist es unter anderem aus diesem Grund zum Entstehen von „Parallelstrukturen" zum regulären Gesundheitssystem gekommen. Diese, meist durch Spenden finanzierte und auf ehrenamtlicher Basis arbeitenden Organisationen (z.B. Malteser Migranten Medizin, Medbüros/ Medinetze) „fangen Menschen auf", versorgen und vermitteln sie an andere humanitäre Hilfen (Bundesarbeitsgruppe Gesundheit/Illegalität 2017: 6).

4.1. Lösungsvorschläge der SPD und Bündnis 90/ Die Grünen

Politisch diskutiert wird die grundlegende Änderung der im § 87 AufenthG geregelten Übermittlungspflicht. Bereits seit November 2009 gibt es diesbezüglich von der SPD einen Gesetzesentwurf. Dieser besagt, dass die Übermittlungspflicht nur noch für öffentliche Einrichtungen, die der Strafverfolgung und der Gefahrenabwehr dienen, gelten soll (Deutscher Bundestag 2011: 12). Das vertreten auch Bündnis 90/ Die Grünen. Ergänzend zum Gesetzesentwurf fordern sie eine Legalisierung des Beschäftigungsverhältnisses von Menschen ohne rechtlichen Aufenthaltsstatus. Schwarzarbeit würde dadurch verhindert und Krankenkassenbeiträge könnten in die Gesetzliche Krankenversicherung eingezahlt werden. Dadurch würde das Gesundheitssystem finanziell entlastet werden (Deutscher Bundestag 2011: 1 f.). Für S.o.r.A. würde eine Gesetzänderung die Chance auf eine fortlaufende Behandlung erhöhen. Zugangsbarrieren zum Gesundheitswesen, die sich aus der Unwissenheit des Personals über die Gesetzeslage ergeben, würden keine Rolle mehr spielen. Schwangere könnten ohne Angst vor einer Abschiebung medizinische Hilfe von Beginn an in Anspruch nehmen.

4.2. Anonymer Krankenschein

Ziel ist es „Menschen ohne Papiere" mit Hilfe eines anonymen Krankenscheins (AK) einen kontinuierlichen und freien Zugang zum Gesundheitssystem zu gewährleisten. Eine spezielle Vergabestelle übernimmt den derzeitigen Aufgabenbereich des Sozialamtes, der sich mit der Ausgabe der Krankenscheine befasst. Daten werden streng vertraulich behandelt und eine Weitergabe wird verboten. Eine zusätzliche Rechtsberatung wird durch die Vergabestellen kostenfrei angeboten. In Göttingen/Hannover wird der AK bereits seit 2016 in Form eines Modellprojektes erprobt. In Thüringen ist er in Planung und soll neben der Ausgabe durch die Vergabestellen auch durch das behandelnde Gesundheitspersonal vor Ort ausgehändigt werden können. (Bundesarbeitsgruppe Gesundheit/Illegalität 2017: 7). Für S.o.r.A. würde eine flächendeckende Umsetzung des Projektes eine zusätzliche Absicherung bedeuten. Sie wären nicht nur durch den § 4 II AsylbLG rechtlich abgesichert.

4.3. Humanitäre Sprechstunden

Humanitäre Sprechstunden dienen als Anlaufstellen für Menschen, die vom regulären Gesundheitssystem ausgeschlossen sind. Sie sind in örtlichen Gesundheitsämtern integriert und können selbst eine anonyme und unentgeltliche medizinische Basisversorgung anbieten und an kooperierende niedergelassene Fachärzte kostengünstig oder kostenlos vermitteln. Es gibt sie bereits in einigen Städten wie zum Beispiel Bremen, Frankfurt a.M. und Wiesbaden (Bundesarbeitsgruppe Gesundheit/Illegalität 2017: 7). Da jedoch auch hier der Zugang zum regulären Gesundheitssystem nur sehr eingeschränkt möglich ist und von den Gesundheitsämtern nur die Basisversorgung gewährleistet wird, bietet er für S.o.r.A. keine ausreichende und bedürfnisorientierte Versorgungsmöglichkeit. Falls es kooperierende Frauenärzte gäbe, würden diese möglicherweise aus Kostengründen Leistungen nicht im vollen Umfang gewähren und mittellose Frauen aus Unwissenheit und finanzieller Not eventuell anfallende Kosten nicht bezahlen.

4.4. Clearingstelen

Einige Regionen bieten bereits Clearingstellen an. Diese unterliegen der Schweigepflicht. Als Beratungsstelle klären sie Fragen zum Rechtsanspruch diverser ausländer-
rechtlicher Angelegenheiten und helfen bei einer Vermittlung in das reguläre Gesundheitssystem. Auch Fragen zu Kostenübernahmen von Gesundheitsleistungen werden
beantwortet. Eine Vermittlung an sogenannte Parallelstrukturen ist ebenfalls möglich.
In München besteht bereits seit 1998 eine Clearingstelle. In Kooperation mit freien und
öffentlichen Trägern ist es bereits gelungen den Aufenthalt schwangerer Frauen zwölf
Wochen vor und zwölf Wochen nach der Geburt rechtlich sicher zu stellen. Der Zugang
ins reguläre Versorgungsgeschehen wurde dadurch problem- und hindernisarm ermög-
licht. Geburtsurkunden der Kinder konnten durch die Legalisierungen der Mütter aus-
gestellt werden, sodass Säuglinge nicht in die rechtliche Illegalität geboren wurden
(Bundesarbeitsgruppe Gesundheit/Illegalität 2017: 9).

5. Fazit

Hinsichtlich der Gesundheitsversorgung von schwangeren Flüchtlingen ohne rechtlichen Aufenthaltsstatus in Deutschland fehlt es derzeit noch an aussagekräftigen Daten. Da diese Frauen aus Angst vor Abschiebung bestrebt danach sind in der Anonymität zu verbleiben, sind qualitative und quantitative Datenerhebungen im Allgemeinen
erschwert, jedoch notwendig um einen detaillierten Versorgungsbedarf zu ermitteln.
Internationale Studienergebnisse beantworten zwar Fragen zum Gesundheitszustand,
jedoch lassen sich diese Erkenntnisse nicht eins zu eins auf alle Nationen übertragen.
Grund dafür ist, dass trotz internationaler Vorgaben und Abkommen der Zugang zum
Gesundheitswesen auf nationaler Ebene unterschiedlich geregelt ist. In Deutschland
besteht laut § 60 a AufenthG aufgrund der Schwangerschaft und während des Mutter-
schutzes ein Abschiebehindernis. Laut § 4 II AsylbLG haben diese Frauen uneinge-
schränkten Zugang zur Gesundheitsversorgung. Die faktische Umsetzung seitens der
Leistungserbringer ist allerdings als problematisch anzusehen, da sich die Regelung
des Versorgungsauftrages in den einzelnen Kommunen unterscheidet. Dadurch kommt
es oft zu Unstimmigkeiten und Ahnungslosigkeit bezüglich der Kostenerstattung. Besonders Leistungserbringer in „Problemregionen" laufen Gefahr die Behandlungskosten beim Sozialamt nicht abrechnen zu können. Mangelversorgungen oder sogar Ablehnungen durch die Leistungserbringer können die Folge sein. Dabei besteht gerade
aufgrund der besonderen Belastungen, die mit der Fluchtsituation einhergehen ein
erweiterter und intensiverer Behandlungs- und Betreuungsbedarf. Gewalterfahrungen
und posttraumatische Belastungsstörungen stellen ernst zu nehmende Risiken dar und
können negativen Einfluss auf die Mutter- Kind- Bindung nehmen und das Risiko einer
späteren Persönlichkeitsstörung des Kindes erhöhen. Eine Studie zeigte, dass über
80% der Schwangerschaften von geflüchteten Frauen ohne Aufenthaltsrecht ungewollt

sind. Die Gefahr eines unsicheren und selbst induzierten Schwangerschaftsabbruches ist hier stark erhöht. Aus Unwissenheit und Angst vor Abschiebung suchen Menschen ohne rechtlichen Aufenthaltsstatus (unter ihnen S.o.r.A.) Parallelstrukturen zur regulären medizinischen Versorgung auf. Diese arbeiten in der Regel auf ehrenamtlicher, unentgeltlicher und häufig aus Spenden finanzierter Basis. Personelle und materielle Ressourcen sind knapp bemessen. Gesundheitspolitische Lösungsansätze wie zum Beispiel der Anonyme Krankenschein, Humanitäre Sprechstunden und Clearingstellen bieten die Möglichkeit Menschen ohne rechtlichen Aufenthalt medizinisch „aufzufangen". Für Schwangere, die unwissend bezüglich ihrer Rechtlage sind oder aus Abschiebeangst die reguläre Versorgung nicht in Anspruch nehmen, bieten diese Einrichtungen erste Anlaufstellen und den Eintritt für eine weitere geregelte Versorgung. Als Dauerlösungen sind diese Maßnahmen kritisch zu betrachten, da Vorsorge- und Versorgungleistungen schnell an ihre Kapazitätsgrenzen gelangen. Von großer Bedeutung sind daher Aufklärungen und Schulungen der Leistungserbringer im Gesundheitswesen über den Umgang mit S.o.r.A., eine bundeseinheitliche Regelung der Kostenübernahme sowie eine grundlegende Gesetzesänderung bezüglich der im § 87 AufenthG festgesetzten Übermittlungspflicht.

6. Literaturverzeichnis:

BAMF (Bundesamt für Migration und Flüchtlinge) (2018): Aktuelle Zahlen zu Asyl, in: *Ausgabe März 2018* (Hrsg.), Bundesamt für Migration und Flüchtlinge, S. 10.

Bundesarbeitsgruppe Gesundheit/Illegalität (2017): Gesundheitsversorgung für Menschen ohne Papiere – Aktuelle Herausforderungen und Lösungsansätze, in: *Arbeitspapier der Bundesarbeitsgruppe Gesundheit/Illegalität April 2017* (Hrsg.), S. 2-11.

Bundesärztekammer (2013): Patientinnen und Patienten ohne legalen Aufenthaltsstatus im Krankenhaus und Praxis, in: *Bundesärztekammer* (Hrsg.), 3. aktualisierte Auflage 11/2013, Berlin: da vinci design GmbH.

De Jong L, Pavlova M, Winters M, Bernd R (2017): A systematic literature review on the use and outcomes of maternal and child healthcare services by undocumented migrants in Europe, in: *European Journal of Public Health* (Hrsg.), S. 990-997.

Deutscher Bundestag (wissenschaftliche Dienste) (2011): Menschen ohne Papiere – Ihr Recht auf Gesundheit und ihr Zugang zu medizinischer Versorgung, [online] https://www.bundestag.de/blob/407280/91b48c4227179622f23e8c0e01b615a0/wd-3-296-11-pdf-data.pdf [11.07.2018]

Ernst C, Wattenberg I, Hornberg C (2017): Gynäkologische Versorgungssituation und -bedarfe von gewaltbetroffenen Schwangeren und Müttern mit Flüchtlingsgeschichte, in: *Journal Netzwerk Frauen- und Geschlechterforschung NRW NR. 40/2017* (Hrsg.), S. 42-51.

Kooperationsverbund für gesundheitliche Chancengleichheit (Hrsg.) (2017): Kriterien für gute Praxis der soziallagenbezogenen Gesundheitsförderung, 2. Auflage, Köln und Berlin.

Munro K, Jarvis C, Munoz M, D'Souza V, Graves L (2012): Undocumented Pregnant Women: What does the Literature Tell Us?, in: *Journal of Immigrant and Minority Health* (2013) (Hrsg.), S.282-291.

Schmieg, Anne-Katrin (2017): Asylrecht, in: *Begleitung von Flüchtlingen mit traumatischen Erfahrungen* (Hrsg.), Berlin Heidelberg: Springer-Verlag, S. 25-33.

UNO-Flüchtlingshilfe (2015): Abkommen über die Rechtsstellung der Flüchtlinge vom 28. Juli 1951, Protokoll über die Rechtsstellung der Flüchtlinge vom 31. Januar 1967,[online] https://www.uno-

fluechtlingshilfe.de/shop/media/pdf/7b/8b/76/GFK_Pocket_2015.pdf
[11.07.2018].

UNO-Flüchtlingshilfe (2018): Flüchtlinge weltweit Zahlen & Fakten, [online] https://www.uno-fluechtlingshilfe.de/fluechtlinge/zahlen-fakten/ [11.07.2018].

Vogel D (2015): Database on Irregular Migration, Update report Germany: Estimated number of irregular foreign residents in Germany 2014, [online] http://irregular-migration.net/fileadmin/irregular-

migra-

tion/dateien/4.Background_Information/4.5.Update_Reports/Vogel_2015_Updat e_report_Germany_2014_fin-.pdf [11.07.2018].

Wendland A, Ehmsen B, Lenskjold V, Astrup B, Mohr M, Williams C, Cowan S (2016): Undocumented migrant women in Denmark have inadequate access to pregnancy screening and have a higher prevalence Hepatitis B virus infection compared to documented migrants in Denmark: a prevalence study, in: *BioMed Central Public Health* (Hrsg.), S. 1-9.

WHO (Weltgesundheitsorganisation Europa) (1986): Ottawa-Charta zur Gesundheitsförderung 1986, [online]

http://www.euro.who.int/__data/assets/pdf_file/0006/129534/Ottawa_Charter_G .pdf [22.06.2018]

Wolff H, Epiney M, Lourenco A, Constanza M, Delieutraz-Marchand J, Andreoli N, Dubuisson B, Gaspoz J, Irion O (2008): Undocumented migrants lack access to pregnancy care and prevention, in: *BioMed Central Public Health* (Hrsg.), S.1-10.

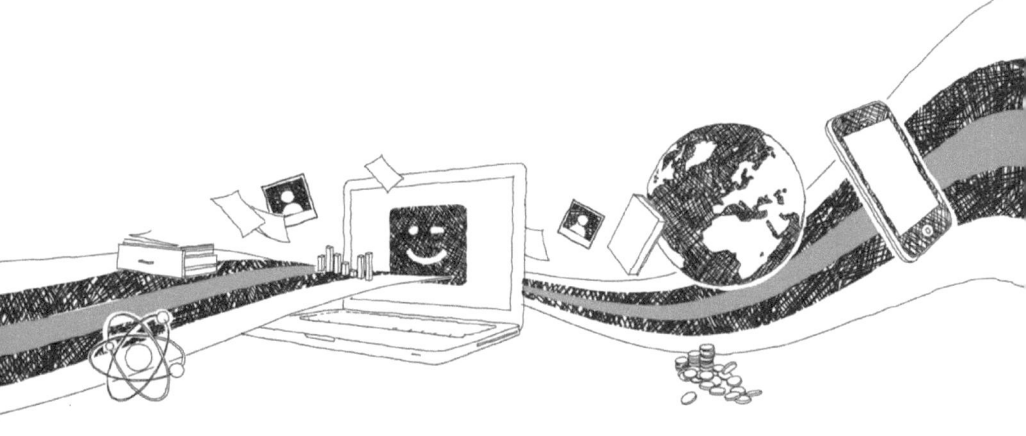
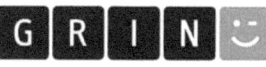